Este
registro de terapia física
pertenece a

_____

Arte de portada por Shelby Thayne
@penn_and_light

*Instrucciones: Complete la casilla que representa
el nivel más alto de dolor en un día*

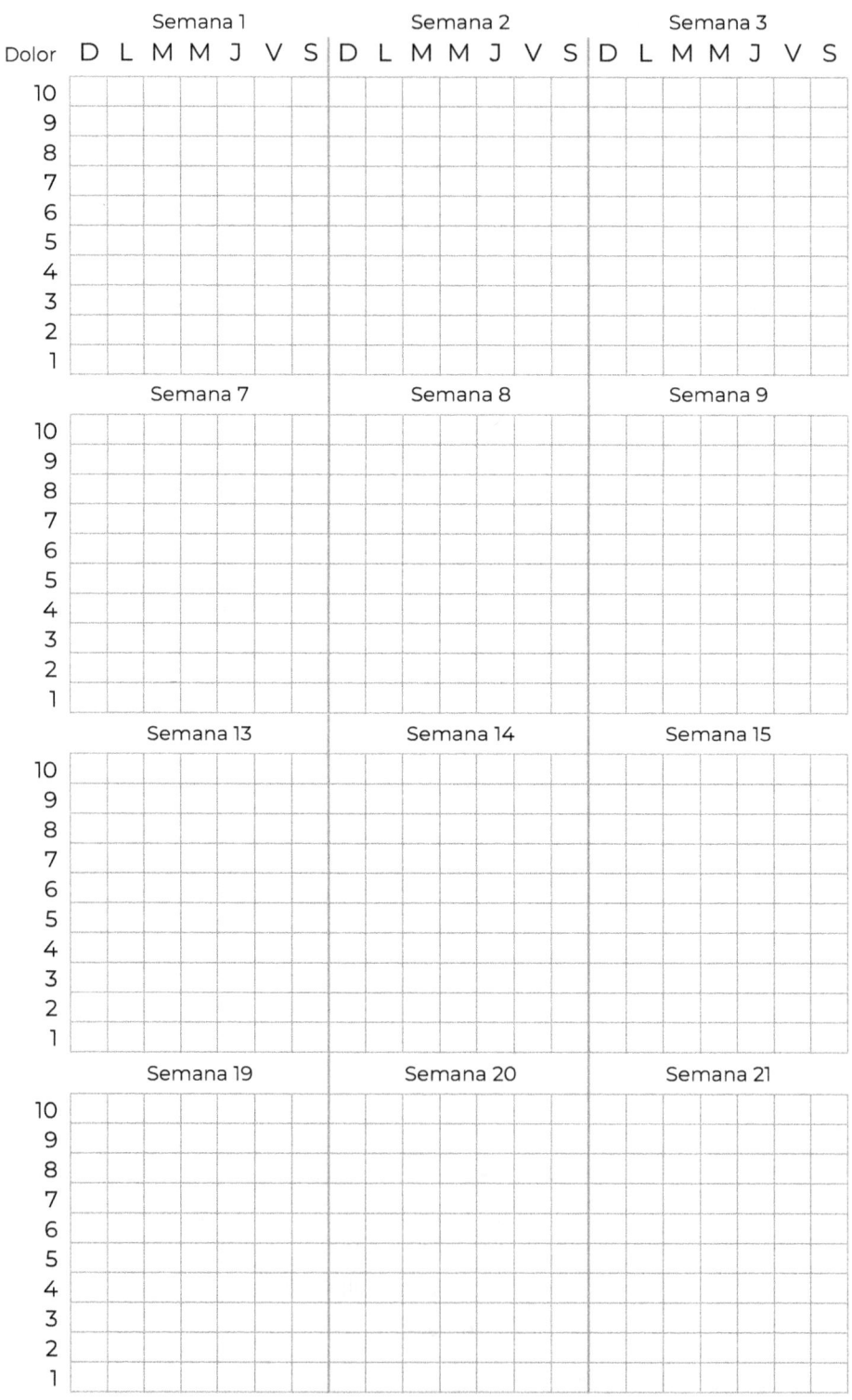

Instrucciones: Complete la casilla que representa el nivel más alto de dolor en un día

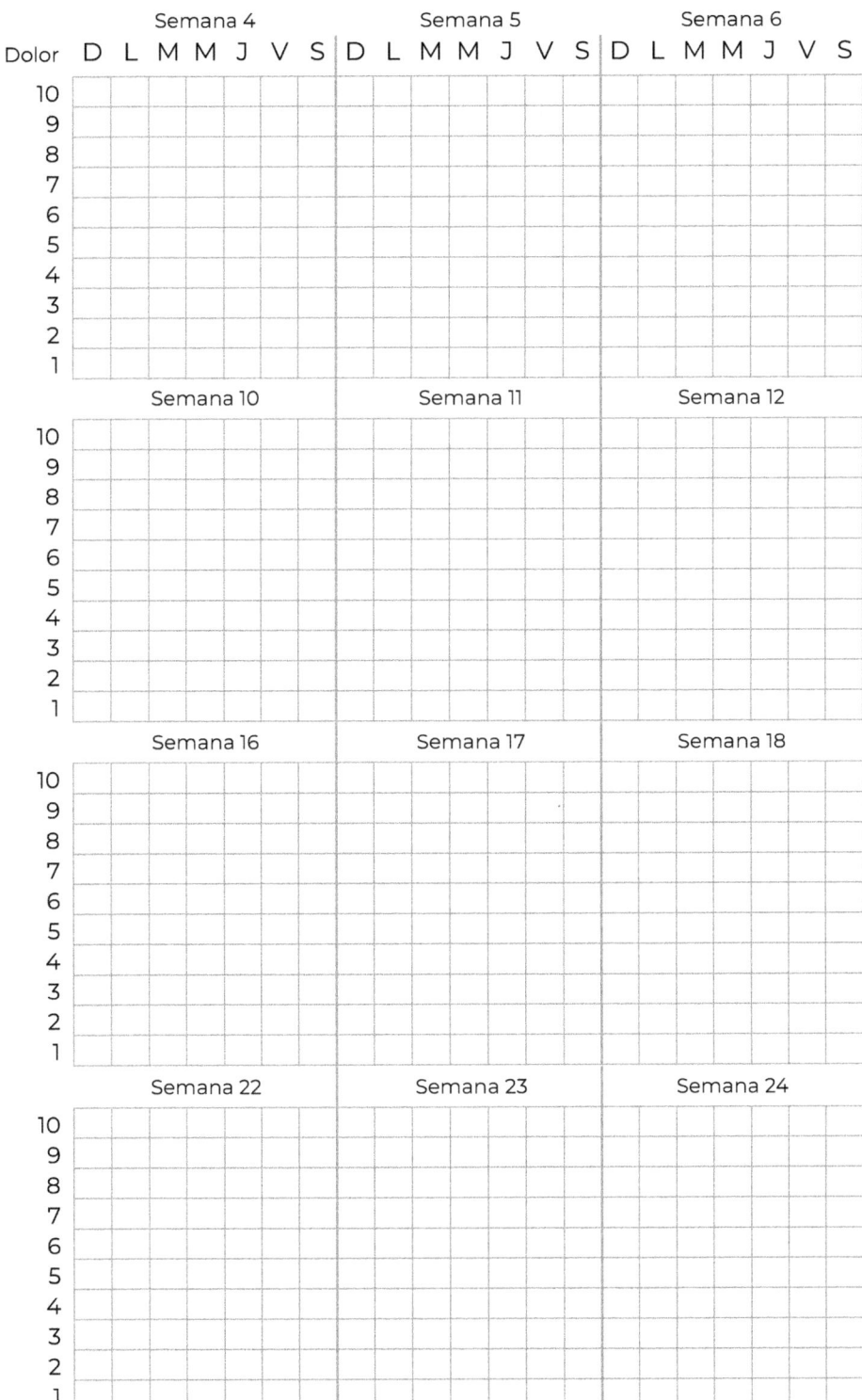

La semana comienza: _____

	Domingo			Lunes		
Ejercicios	Mañana	Mediodía	Noche	Mañana	Mediodía	Noche
_____						
_____						
_____						
_____						
_____						
_____						
_____						
_____						
_____						
_____						
_____						
_____						
_____						
_____						
_____						
_____						
Niveles de dolor(1-10)						

Notas

_____

_____

_____

_____

_____

_____

Martes			Miércoles			Jueves			Viernes			Sábado		
Mañana	Mediodía	Noche	Mañana	Mediodía	Noche	Mañana	Mediodía	Noche	Mañana	Mediodía	Noche	Mañana	Mediodía	Noche

Notas

_____

_____

_____

_____

_____

_____

La semana comienza: _____

	Domingo			Lunes		
Ejercicios	Mañana	Mediodía	Noche	Mañana	Mediodía	Noche
_____						
_____						
_____						
_____						
_____						
_____						
_____						
_____						
_____						
_____						
_____						
_____						
_____						
_____						
_____						
_____						
Niveles de dolor(1-10)						

Notas

_____

_____

_____

_____

_____

Martes			Miércoles			Jueves			Viernes			Sábado		
Mañana	Mediodía	Noche	Mañana	Mediodía	Noche	Mañana	Mediodía	Noche	Mañana	Mediodía	Noche	Mañana	Mediodía	Noche

Notas

_____
_____
_____
_____
_____

La semana comienza: _____

	Domingo			Lunes		
Ejercicios	Mañana	Mediodía	Noche	Mañana	Mediodía	Noche
_____						
_____						
_____						
_____						
_____						
_____						
_____						
_____						
_____						
_____						
_____						
_____						
_____						
_____						
_____						
_____						
Niveles de dolor(1-10)						

Notas

_____

_____

_____

_____

_____

_____

Martes			Miércoles			Jueves			Viernes			Sábado		
Mañana	Mediodía	Noche	Mañana	Mediodía	Noche	Mañana	Mediodía	Noche	Mañana	Mediodía	Noche	Mañana	Mediodía	Noche

Notas

_____

_____

_____

_____

_____

La semana comienza: _____

	Domingo			Lunes		
Ejercicios	Mañana	Mediodía	Noche	Mañana	Mediodía	Noche
_____						
_____						
_____						
_____						
_____						
_____						
_____						
_____						
_____						
_____						
_____						
_____						
_____						
_____						
_____						
_____						
Niveles de dolor(1-10)						

Notas

_____

_____

_____

_____

_____

_____

Martes			Miércoles			Jueves			Viernes			Sábado		
Mañana	Mediodía	Noche	Mañana	Mediodía	Noche	Mañana	Mediodía	Noche	Mañana	Mediodía	Noche	Mañana	Mediodía	Noche

Notas

_____
_____
_____
_____
_____
_____

La semana comienza: _____   Domingo   Lunes

Ejercicios

	Mañana	Mediodía	Noche	Mañana	Mediodía	Noche
_____						
_____						
_____						
_____						
_____						
_____						
_____						
_____						
_____						
_____						
_____						
_____						
_____						
_____						
_____						
_____						

Niveles de dolor(1-10)

Notas

_____

_____

_____

_____

_____

_____

	Martes			Miércoles			Jueves			Viernes			Sábado		
	Mañana	Mediodía	Noche	Mañana	Mediodía	Noche	Mañana	Mediodía	Noche	Mañana	Mediodía	Noche	Mañana	Mediodía	Noche

Notas

La semana comienza: _____	Domingo			Lunes		
Ejercicios	Mañana	Mediodía	Noche	Mañana	Mediodía	Noche
_____						
_____						
_____						
_____						
_____						
_____						
_____						
_____						
_____						
_____						
_____						
_____						
_____						
_____						
_____						
_____						
Niveles de dolor(1-10)						

Notas

_____

_____

_____

_____

_____

Martes			Miércoles			Jueves			Viernes			Sábado		
Mañana	Mediodía	Noche	Mañana	Mediodía	Noche	Mañana	Mediodía	Noche	Mañana	Mediodía	Noche	Mañana	Mediodía	Noche

Notas

_____
_____
_____
_____
_____
_____

La semana comienza: _____

	Domingo			Lunes		
Ejercicios	Mañana	Mediodía	Noche	Mañana	Mediodía	Noche
_____						
_____						
_____						
_____						
_____						
_____						
_____						
_____						
_____						
_____						
_____						
_____						
_____						
_____						
_____						
_____						
Niveles de dolor(1-10)						

Notas

_____

_____

_____

_____

_____

_____

Martes			Miércoles			Jueves			Viernes			Sábado		
Mañana	Mediodía	Noche	Mañana	Mediodía	Noche	Mañana	Mediodía	Noche	Mañana	Mediodía	Noche	Mañana	Mediodía	Noche

Notas

_____

_____

_____

_____

_____

_____

La semana comienza: _____

	Domingo			Lunes		
Ejercicios	Mañana	Mediodía	Noche	Mañana	Mediodía	Noche
_____						
_____						
_____						
_____						
_____						
_____						
_____						
_____						
_____						
_____						
_____						
_____						
_____						
_____						
_____						
_____						

Niveles de dolor(1-10)

Notas

_____

_____

_____

_____

_____

Martes			Miércoles			Jueves			Viernes			Sábado		
Mañana	Mediodía	Noche	Mañana	Mediodía	Noche	Mañana	Mediodía	Noche	Mañana	Mediodía	Noche	Mañana	Mediodía	Noche

Notas

La semana comienza: _____

Ejercicios	Domingo			Lunes		
	Mañana	Mediodía	Noche	Mañana	Mediodía	Noche
_____						
_____						
_____						
_____						
_____						
_____						
_____						
_____						
_____						
_____						
_____						
_____						
_____						
_____						
_____						
_____						

Niveles de dolor(1-10)

Notas

_____

_____

_____

_____

_____

_____

Martes			Miércoles			Jueves			Viernes			Sábado		
Mañana	Mediodía	Noche	Mañana	Mediodía	Noche	Mañana	Mediodía	Noche	Mañana	Mediodía	Noche	Mañana	Mediodía	Noche

Notas

_____

_____

_____

_____

_____

_____

La semana comienza: _____

	Domingo			Lunes		
Ejercicios	Mañana	Mediodía	Noche	Mañana	Mediodía	Noche
_____						
_____						
_____						
_____						
_____						
_____						
_____						
_____						
_____						
_____						
_____						
_____						
_____						
_____						
_____						
_____						
Niveles de dolor(1-10)						

Notas

_____

_____

_____

_____

_____

_____

Martes			Miércoles			Jueves			Viernes			Sábado		
Mañana	Mediodía	Noche	Mañana	Mediodía	Noche	Mañana	Mediodía	Noche	Mañana	Mediodía	Noche	Mañana	Mediodía	Noche

Notas

_____

_____

_____

_____

_____

_____

La semana comienza: _____

	Domingo			Lunes		
Ejercicios	Mañana	Mediodía	Noche	Mañana	Mediodía	Noche
_____						
_____						
_____						
_____						
_____						
_____						
_____						
_____						
_____						
_____						
_____						
_____						
_____						
_____						
_____						
_____						
Niveles de dolor(1-10)						

Notas

_____

_____

_____

_____

_____

_____

Martes			Miércoles			Jueves			Viernes			Sábado		
Mañana	Mediodía	Noche	Mañana	Mediodía	Noche	Mañana	Mediodía	Noche	Mañana	Mediodía	Noche	Mañana	Mediodía	Noche

Notas

_____

_____

_____

_____

_____

_____

La semana comienza: _____

	Domingo			Lunes		
Ejercicios	Mañana	Mediodía	Noche	Mañana	Mediodía	Noche
_____						
_____						
_____						
_____						
_____						
_____						
_____						
_____						
_____						
_____						
_____						
_____						
_____						
_____						
_____						
_____						
Niveles de dolor(1-10)						

Notas

_____

_____

_____

_____

_____

Martes			Miércoles			Jueves			Viernes			Sábado		
Mañana	Mediodía	Noche	Mañana	Mediodía	Noche	Mañana	Mediodía	Noche	Mañana	Mediodía	Noche	Mañana	Mediodía	Noche

Notas

_____

_____

_____

_____

_____

La semana comienza: _____   Domingo   Lunes

Ejercicios

	Mañana	Mediodía	Noche	Mañana	Mediodía	Noche
_____						
_____						
_____						
_____						
_____						
_____						
_____						
_____						
_____						
_____						
_____						
_____						
_____						
_____						
_____						
_____						

Niveles de dolor(1-10)

Notas

_____

_____

_____

_____

_____

_____

Martes			Miércoles			Jueves			Viernes			Sábado		
Mañana	Mediodía	Noche	Mañana	Mediodía	Noche	Mañana	Mediodía	Noche	Mañana	Mediodía	Noche	Mañana	Mediodía	Noche

Notas

_____

_____

_____

_____

_____

_____

La semana comienza: _____ Domingo   Lunes

Ejercicios	Mañana	Mediodía	Noche	Mañana	Mediodía	Noche
_____						
_____						
_____						
_____						
_____						
_____						
_____						
_____						
_____						
_____						
_____						
_____						
_____						
_____						
_____						
_____						
Niveles de dolor(1-10)						

Notas

_____

_____

_____

_____

_____

_____

Martes			Miércoles			Jueves			Viernes			Sábado		
Mañana	Mediodía	Noche	Mañana	Mediodía	Noche	Mañana	Mediodía	Noche	Mañana	Mediodía	Noche	Mañana	Mediodía	Noche

Notas

_____
_____
_____
_____
_____
_____

La semana comienza: _____

	Domingo			Lunes		
Ejercicios	Mañana	Mediodía	Noche	Mañana	Mediodía	Noche
_____						
_____						
_____						
_____						
_____						
_____						
_____						
_____						
_____						
_____						
_____						
_____						
_____						
_____						
_____						
_____						
Niveles de dolor(1-10)						

Notas

_____

_____

_____

_____

_____

_____

Martes			Miércoles			Jueves			Viernes			Sábado		
Mañana	Mediodía	Noche	Mañana	Mediodía	Noche	Mañana	Mediodía	Noche	Mañana	Mediodía	Noche	Mañana	Mediodía	Noche

Notas

_____
_____
_____
_____
_____
_____

La semana comienza: _____ Domingo   Lunes

Ejercicios	Mañana	Mediodía	Noche	Mañana	Mediodía	Noche
_____						
_____						
_____						
_____						
_____						
_____						
_____						
_____						
_____						
_____						
_____						
_____						
_____						
_____						
_____						
_____						

Niveles de dolor(1-10)

Notas

_____

_____

_____

_____

_____

_____

	Martes			Miércoles			Jueves			Viernes			Sábado		
	Mañana	Mediodía	Noche	Mañana	Mediodía	Noche	Mañana	Mediodía	Noche	Mañana	Mediodía	Noche	Mañana	Mediodía	Noche

Notas

_____
_____
_____
_____
_____
_____

La semana comienza: _____ 　Domingo 　　Lunes

Ejercicios	Mañana	Mediodía	Noche	Mañana	Mediodía	Noche
_____						
_____						
_____						
_____						
_____						
_____						
_____						
_____						
_____						
_____						
_____						
_____						
_____						
_____						
_____						
_____						

Niveles de dolor(1-10)

Notas

_____
_____
_____
_____
_____
_____

	Martes			Miércoles			Jueves			Viernes			Sábado	
Mañana	Mediodía	Noche	Mañana	Mediodía	Noche	Mañana	Mediodía	Noche	Mañana	Mediodía	Noche	Mañana	Mediodía	Noche

Notas

_____

_____

_____

_____

_____

_____

La semana comienza: _____ Domingo   Lunes

Ejercicios	Mañana	Mediodía	Noche	Mañana	Mediodía	Noche
_____						
_____						
_____						
_____						
_____						
_____						
_____						
_____						
_____						
_____						
_____						
_____						
_____						
_____						
_____						
_____						

Niveles de dolor(1-10)

Notas

_____
_____
_____
_____
_____
_____

Martes			Miércoles			Jueves			Viernes			Sábado		
Mañana	Mediodía	Noche	Mañana	Mediodía	Noche	Mañana	Mediodía	Noche	Mañana	Mediodía	Noche	Mañana	Mediodía	Noche

Notas

La semana comienza: _____ Domingo   Lunes

Ejercicios	Mañana	Mediodía	Noche	Mañana	Mediodía	Noche
_____						
_____						
_____						
_____						
_____						
_____						
_____						
_____						
_____						
_____						
_____						
_____						
_____						
_____						
_____						
_____						

Niveles de dolor(1-10)

Notas

_____

_____

_____

_____

_____

_____

	Martes			Miércoles			Jueves			Viernes			Sábado	
Mañana	Mediodía	Noche	Mañana	Mediodía	Noche	Mañana	Mediodía	Noche	Mañana	Mediodía	Noche	Mañana	Mediodía	Noche

Notas

_____

_____

_____

_____

_____

_____

La semana comienza: _____

	Domingo			Lunes		
Ejercicios	Mañana	Mediodía	Noche	Mañana	Mediodía	Noche
_____						
_____						
_____						
_____						
_____						
_____						
_____						
_____						
_____						
_____						
_____						
_____						
_____						
_____						
_____						
_____						
Niveles de dolor(1-10)						

Notas

_____

_____

_____

_____

_____

_____

Martes			Miércoles			Jueves			Viernes			Sábado		
Mañana	Mediodía	Noche	Mañana	Mediodía	Noche	Mañana	Mediodía	Noche	Mañana	Mediodía	Noche	Mañana	Mediodía	Noche

Notas

La semana comienza: _____	Domingo			Lunes		
Ejercicios	Mañana	Mediodía	Noche	Mañana	Mediodía	Noche
_____						
_____						
_____						
_____						
_____						
_____						
_____						
_____						
_____						
_____						
_____						
_____						
_____						
_____						
_____						
_____						
Niveles de dolor(1-10)						

Notas

_____

_____

_____

_____

_____

_____

Martes			Miércoles			Jueves			Viernes			Sábado		
Mañana	Mediodía	Noche	Mañana	Mediodía	Noche	Mañana	Mediodía	Noche	Mañana	Mediodía	Noche	Mañana	Mediodía	Noche

Notas

_____

_____

_____

_____

_____

_____

La semana comienza: _____

	Domingo			Lunes		
Ejercicios	Mañana	Mediodía	Noche	Mañana	Mediodía	Noche
_____						
_____						
_____						
_____						
_____						
_____						
_____						
_____						
_____						
_____						
_____						
_____						
_____						
_____						
_____						
_____						
Niveles de dolor(1-10)						

Notas

_____

_____

_____

_____

_____

Martes			Miércoles			Jueves			Viernes			Sábado		
Mañana	Mediodía	Noche	Mañana	Mediodía	Noche	Mañana	Mediodía	Noche	Mañana	Mediodía	Noche	Mañana	Mediodía	Noche

Notas

_____

_____

_____

_____

_____

_____

La semana comienza: _____

	Domingo			Lunes		
Ejercicios	Mañana	Mediodía	Noche	Mañana	Mediodía	Noche
_____						
_____						
_____						
_____						
_____						
_____						
_____						
_____						
_____						
_____						
_____						
_____						
_____						
_____						
_____						
_____						
Niveles de dolor(1-10)						

Notas

_____
_____
_____
_____
_____
_____

	Martes			Miércoles			Jueves			Viernes			Sábado	
Mañana	Mediodía	Noche	Mañana	Mediodía	Noche	Mañana	Mediodía	Noche	Mañana	Mediodía	Noche	Mañana	Mediodía	Noche

Notas

La semana comienza: _____

	Domingo			Lunes		
Ejercicios	Mañana	Mediodía	Noche	Mañana	Mediodía	Noche
_____						
_____						
_____						
_____						
_____						
_____						
_____						
_____						
_____						
_____						
_____						
_____						
_____						
_____						
_____						
_____						

Niveles de dolor(1-10)

Notas

_____

_____

_____

_____

_____

Martes			Miércoles			Jueves			Viernes			Sábado		
Mañana	Mediodía	Noche	Mañana	Mediodía	Noche	Mañana	Mediodía	Noche	Mañana	Mediodía	Noche	Mañana	Mediodía	Noche

Notas

_____

_____

_____

_____

_____

Notas

Notas

Notas

Notas

Notas

Notas

Notas

Notas